BEI GRIN MACHT SICH IHR WISSEN BEZAHLT

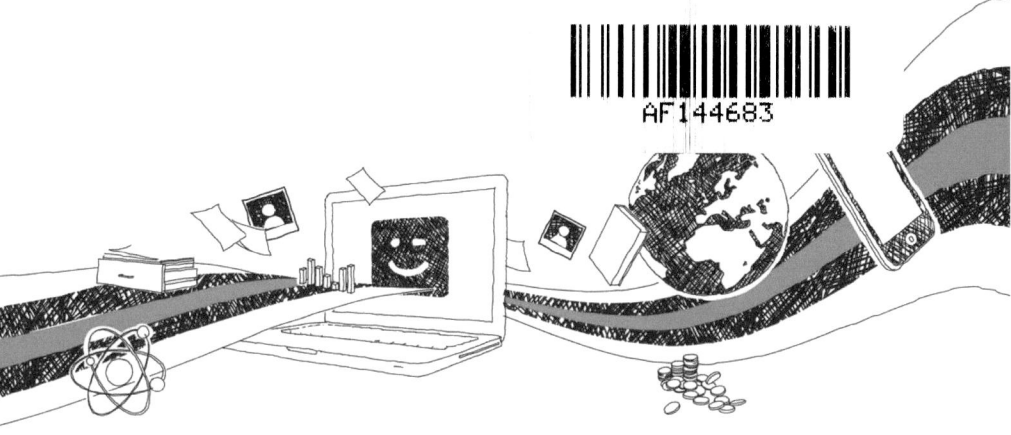

AF144683

- Wir veröffentlichen Ihre Hausarbeit,
  Bachelor- und Masterarbeit

- Ihr eigenes eBook und Buch -
  weltweit in allen wichtigen Shops

- Verdienen Sie an jedem Verkauf

Jetzt bei www.GRIN.com hochladen
und kostenlos publizieren

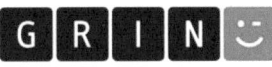

Prävention gegen Bewegungsmangel in Form eines Kursprogramms

Marie-Louis Ebert

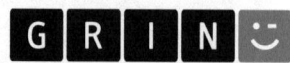

Bibliografische Information der Deutschen Nationalbibliothek:

Die Deutsche Nationalbibliothek verzeichnet diese Publikation in der Deutschen Nationalbibliografie; detaillierte bibliografische Daten sind im Internet über http://dnb.d-nb.de abrufbar.

ISBN: 9783346782397
Dieses Buch ist auch als E-Book erhältlich.

© GRIN Publishing GmbH
Nymphenburger Straße 86
80636 München

Druck und Bindung: Books on Demand GmbH, Norderstedt Germany
Gedruckt auf säurefreiem Papier aus verantwortungsvollen Quellen

Das vorliegende Werk wurde sorgfältig erarbeitet. Dennoch übernehmen Autoren und Verlag für die Richtigkeit von Angaben, Hinweisen, Links und Ratschlägen sowie eventuelle Druckfehler keine Haftung.

Das Buch bei GRIN: https://www.grin.com/document/1308638

Deutsche Hochschule für
Prävention und Gesundheitsmanagement
Hermann-Neuberger-Sportschule 3
66123 Saarbrücken

Hausarbeit

Name, Vorname	Ebert, Marie-Louis
Studiengang	Gesundheitsmanagement
Studienmodul	Konzepte und Strategien der individuellen Gesundheitsförderung
Datum Präsenzphase (siehe Ergebnisdokumentation)	11.04.-13.04.2022

Inhaltsverzeichnis

1 Grundlegende Informationen zur Präventionsmaßnahme

1.1 Bezeichnung des Kursangebotes, Handlungsfeld und Präventionsprinzip

Die folgende Tabelle stellt ein geplantes Kursprogramm, gemäß Leitfaden Prävention, sowie das zugehörige Handlungsfeld und Präventionsprinzip dar.

Tab. 1: Geplantes Kursprogramm gemäß Leitfaden Prävention

Name des Kursprogramms	„Happy Aging mit Bewegung"
Handlungsfeld	Bewegungsgewohnheiten
Präventionsprinzip	Reduzierung von Bewegungsmangel durch gesundheitssportliche Aktivität

Das Kursprogramm trägt den Namen „Happy Aging mit Bewegung" und bezieht sich auf Interessentinnen, welche unter Bewegungsmangel leiden. Dieser kann viele verschiedene Gründe haben, worauf jedoch erst später eingegangen wird. Hierbei liegt kein Augenmerk auf bestimmten gesundheitlichen Risiken, welche die Teilnehmer mitbringen müssen, sondern einzig und allein auf die Reduzierung von Bewegungsmangel durch mehr sportliche Aktivität. Die Erstellung erfolgt gemäß Leitfaden Prävention - Handlungsfelder und Kriterien nach § 20 Abs. 2 SGB V des GKV Spitzenverbandes. Demzufolge umfasst das Kursprogramm eine eher präventive Funktion, um langfristige Gesundheitsrisiken vorzubeugen.

1.2 Bedarf

Körperliche Inaktivität wird leider weiterhin von vielen Menschen unterschätzt; Denn mittlerweile zählt sie in Deutschland, nach Herzinfarkten, Tumorerkrankungen und Schlaganfällen, als vierthäufigsten Todesursache (Reimers, C. D., Straube, A. & Völker, K. (Hrsg.). (2018). *Patienteninformationen Sport in der Neurologie – Empfehlungen für Ärzte*. Berlin: Springer-Verlag, S. 8-14). Doch was genau kann man unter körperlicher Inaktivität zählen? Alles, was unter das Niveau der optimalen Gesundheit und die notwendige Prävention eines vorzeitigen Todes fällt, versteht man als körperliche Inaktivität.

Die Empfehlung der WHO für eine gesundheitsfördernde körperliche Aktivität lautet für Erwachsene zw. 18 und 64 Jahren: eine mäßig intensive körperliche Aktivität mindestens 150 Minuten oder eine hohe körperliche Aktivität mindestens 75 Minuten pro Woche auszuüben (Reimers, Straube & Völker, 2018, S. 9). Die Umsetzung dieser internationalen Empfehlungen wurde in einer bundesweiten Studie des Robert-Koch-Instituts (RKI) Namens „Gesundheit in Deutschland aktuell 2012" (GEDA 2012), welche von 2012 bis 2013 in Form eines telefonischen Interviews durchgeführt wurde, untersucht (Robert-Koch-Institut (Hrsg.). (2015). *Gesundheit in Deutschland.* Gesundheitsberichterstattung des Bundes gemeinsam getragen von RKI und Destatis. RKI Berlin, S. 190-193, S. 235-236).

Tab. 2: Ergebnisse GEDA 2012 - Körperliche und sportliche Aktivität (Anteil in %)

Alter (in Jahren)	Körperliche Aktivität Weniger als 2,5h pro Woche		Sportliche Aktivität Kein Sport in den letzten 3 Monaten	
	Frauen	Männer	Frauen	Männer
18-29	62,9	42,3	15,9	14,9
30-44	62,3	51,4	31,2	31,2
45-64	61,2	60,9	32,3	37,2
65 oder älter	73,4	66,5	49,2	48,8
Gesamt	65,0	56,4	34,3	34,2

Die tabellarisch dargestellten Ergebnisse der genannten Studie GEDA 2012 zeigen im Gesamtergebnis deutlich, dass 65,0% der Frauen 56,4% der Männer weniger als 2,5h pro Woche einer körperlichen Aktivität nachgehen. Somit erfüllen sie nicht die Empfehlungen der WHO. Bereits ab dem 30. Lebensjahr steigt der Anteil der Männer, welche die Bewegungsempfehlungen nicht erfüllen. Im Gegensatz dazu tritt diese Veränderung bei Frauen erst in der Altersgruppe ab 65 Jahren ein. Bei der sportlichen Inaktivität in den letzten drei Monaten hingegen gibt es kaum signifikante Unterschiede zw. Mann und Frau. Auf beiden Seiten erhöht sich mit dem älter werden die Inaktivität. Jedoch wurde bei der Befragung auch der sozioökologische Status mit einbezogen. Die GEDA 2012 zeigt hierbei, dass die Inaktivität in den drei Monaten von der hohen zur niedrigen Statusgruppe steigt. Trotz dessen ist die Alltagsaktivität bei Personen mit niedrigen Sozialstatus höher als bei denen mit einem höheren Sozialstatus. Das RKI vermutet, dass ein Grund hierfür die vermehrt berufsbedingt körperlich aktive Arbeit sein könnte. Dieser Unterschied wird wiederum von dem höheren Sozialstatus durch vermehrtes Sporttreiben in der Freizeit ausgeglichen (RKI, 2015, S. 190). Dies führt zu einer der eventuellen Ursachen des Bewegungsmangels. Damit einher geht der Unterschied der Bildung, da diese auch als Ressource für Gesundheit angesehen wird. Es ist ein gewisses Maß an Wissen und Handlungskompetenzen notwendig, um eine gesunde Lebensweise, den Umgang mit Belastungen und Gesundheitsproblemen richtig umzusetzen. Einfluss darauf nimmt die eigene Einstellung, Überzeugungen und Werthaltungen, welche durch die Erziehung der Eltern in der Kindheit und der Bildungssituationen beeinflusst werden. Eine Person mit gesundheitlichen Problemen und Krankheiten, welche den Alltag oder sogar das Ausüben des Berufes dauerhaft einschränken, muss mit negativen Konsequenzen für die eigene Lebensqualität und Auswirkungen auf das soziale Umfeld leben. Personen jeder Altersgruppe mit niedriger Bildung gaben, öfter als Personen mit hoher Bildung, 2018 nach Daten des Sozio-oekonomischen Panels (SOEP) an, durch körperliche oder seelische Probleme in deren arbeits- oder alltagsbezogenen Beschäftigungen eingeschränkt zu sein (Destatis - Statistisches Bundesamt (Hrsg.). (2021). *Gesundheit.* Datendepot 2021. S. 334-345).

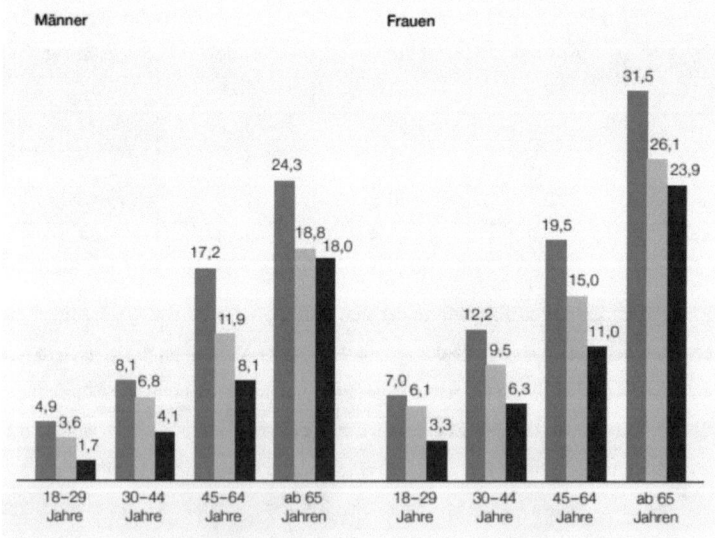

Abb. 1: Datenanalyse der SOEP 2018

Bei der Darstellung der Antworten zur Aussage „Weniger geschafft aufgrund gesundheitlicher Probleme", wurde der Bildungsgrad der befragten Personen über die Balkenfarbe markiert. Orange steht für einen niedrigen, Gelb für einen mittleren und Lila für einen hohen Bildungsstand. Das Diagramm zeigt deutlich, dass in jeder einzelnen Altersgruppe die prozentuale Angabe der Befragten mit niedrigem Bildungsgrad am höchsten ist. Somit unterstreicht die Befragung des SOEP, dass der soziökonomische Status, welcher meist abhängig von der Bildung einer Person ist, durchaus als Ursache der körperlichen Inaktivität angesehen werden kann. Was für Auswirkungen die körperliche Inaktivität mit sich bringt, zeigen epidemiologische Studien; Zusammengefasst vom RKI. Die auf den Ergebnissen basierende Berechnungen ergaben, dass das Risiko, an einer koronalen Herzerkrankung oder an Brust- und Dickdarmkrebs zu erkranken, durch fehlende körperliche Aktivität um ca. ein Drittel erhöht wird. Das Risiko einer Zuckererkrankung (Diabetes mellitus) wird sogar um ein Fünftel erhöht. Ganze 9,4% der weltweiten Todesfälle können allein durch Bewegungsmangel erklärt werden, ca. 7,5% sind es in Deutschland. Mittlerweile lässt sich rechnerisch ableiten, dass in Deutschland fast jeder 20. Herzinfarkt, mehr als jeder 20. Diabetes mellitus, jeder 14. Brustkrebs und jeder 12. Dickdarmkrebs ausschließlich durch mangelnde Bewegung hervorgerufen wird. Dazu kommt ein höher gemessener Blutdruck bei inaktiven Personen. Sie werden außerdem häufiger dement, erleiden häufiger einem Schlaganfall und sind häufiger depressiv. Vermehrt treten bei Personen mit Bewegungsmangel auch Erkrankungen wie Fettleber, Herzinsuffizienz (Herzmuskelschwäche), Dyslipidämie (Fettstoffwechselstörung), periphere Durchblutungsstörungen, Osteoporose und Erektionsstörungen auf (Reimers, Straube & Völker, 2018, S. 11). Nach Schätzungen im Jahr 2018 liegen die jährlichen Gesundheitskosten allein durch körperliche Inaktivität weltweit bei über 50 Mrd. US-Dollar und machen somit ca. 5% aller direkten Gesundheitskosten aus. Durch umfangreiche Studien ließ sich in den Jahren ein wesentlicher gesundheitsschädigender Faktor nachweisen, welcher vor allem durch die Veränderungen in den Arbeitswelten hervorgerufen wird: langes sitzen. Egal ob im Büro, im Auto, vor dem Fernseher oder in der Schule. Überall sitzend wir und verlieren somit mehrere Jahre unserer Lebenszeit. Die vielen Stunden des Sitzens lassen sich inzwischen nicht einmal durch zusätzlichen Sport ausgleichen (Reimers, Straube & Völker, 2018, S. 11-12). Jedoch können wir präventiv durch regelmäßigen Sport den schweren Erkrankungen entgegenwirken und somit das Erkrankungsrisiko im späteren Alter reduzieren. Denn Sport und regelmäßige körperliche Aktivität sind essenziell, um in jedem Lebensalter Veränderungen bis in den subzellulären Bereich zu bewirken. Diese führen zum Erhalt bzw. zu einer Verbesserung der Gesundheit, der Leistungsfähigkeit aller Organe und Organsystemen, zu einer erhöhten Leistungsbreite und Leistungsbereitschaft und zudem auch zu einer schnelleren Regeneration und Wiederherstellung (Bachl, N., Lercher, P. & Schober-Halper, B. (2020). *Bewegt Altern. Professionelle Strategien für ein gesundes und aktives Älterwerden*. Berlin: Springer-Verlag. S. 262). Somit sollte niemand auf eine regelmäßige körperliche Aktivität bis ins hohe Alter verzichten.

1.3 Wirksamkeit

In der aufgeführten Tabelle werden wesentliche Punkte einer randomisierten kontrollierten Studie zusammengefasst und die Bedeutung für die geplante Präventionsmaßnahme erläutert.

Tab. 3: Wissenschaftliche Literaturquelle zur grundsätzlichen Wirksamkeit der geplanten Präventionsmaßnahme

Vollständiger bibliografischer Nachweis	Groessl, E. J., Kaplan, R. M., Rejeski, W. J., Katula, J. A., Glynn, N. W., King, A. C. et al. Physical Activity and Performance Impact Long-term Quality of Life in Older Adults at Risk for Major Mobility Disability. Am J Prev Med. 2019; 56(1):141-146. doi: 10.1016/j.amepre.2018.09.006. PMID: 30573142; PMCID: PMC6309909.
Darstellung der zentralen Ergebnisse	- Maßnahmen zur körperlichen Betätigung können Rückgang der Lebensqualität verlangsamen, jedoch nicht komplett aufhalten - Durch Ausrichtung auf bestimmte Untergruppen kann Wirkung verstärkt werden
Erläuterung der Bedeutung der Handlungsempfehlungen für die geplante Präventionsmaßnahme	Die Randomisierte kontrollierte Studie zeigt, dass auch im späteren Alter eine, wenn auch nur kleine, Verbesserung der Lebensqualität möglich ist. Daher sollte man immer, egal in welchem Alter anfangen, körperlich aktiver zu werden und sich der bestehenden körperlichen Inaktivität stellen. Somit macht es Sinn, ein präventives Kursprogramm für älter werden Erwachsene zw. 25 und 40 Jahren anzubieten.

1.4 Zielgruppe

Nun wird, unter Einbezug der bereits ausgearbeiteten Daten zum bestehenden Gesundheitsproblems, die Haupt-Zielgruppe für die Präventionsmaßnahme in tabellarischer Form dargestellt.

Tab. 4: Angaben zur Haupt-Zielgruppe der Präventionsmaßnahme

Geschlecht	weiblich, männlich, divers
Alter/ Alterspanne	zw. 30 und 45 Jahre
Sozialstatus	Jeder Sozialstatus
Gesundheitsrisiken/-belastungen	Bewegungsmangel, hauptsächlich durch mangelnde Bewegung im beruflichen Alltag sowie in der Freizeit
Kontraindikationen	Schwangerschaft, Herzrhythmusstörungen, Arthrose, fieberhafte Erkrankungen, Adipositas, Erkrankungen des zentralen Nervensystems (ZNS) wie z.B. Parkinson, Epilepsie etc., Schmerzen in der Brust, Schmerzen beim Urinieren bzw. Kontrollverlust, Schmerzhafte Schwellungen oder Knoten, persistierende Wirbelsäulenschmerzen, starke Beeinträchtigung der Seh- und Hörleistung, Schwäche, Schwindelanfälle

Das Kursprogramm wurde so erstellt, dass die Teilnehmer unabhängig von Geschlecht und Sozialstatus daran teilnehmen können. Jedoch gibt es Einschränkungen in Hinsicht Alter, Gesundheitsbelastungen und Kontraindikationen. Das Alter wurde auf 30 bis 45 Jahre festgelegt, da der Kurs als präventive Maßnahme vor starken gesundheitlichen Einschränkungen im Alter, aufgrund mangelnder Bewegung, ausgelegt ist. Zudem bringen ältere Teilnehmer meistens viele körperliche Einschränkungen mit sich, welche das Ausführen bestimmter Übungen erschweren würden. Durch die Kontraindikationen sollen somit auch mögliche Erkrankungen im jungen Alter ausgeschlossen werden.

1.5 Ziele der Maßnahme

Um drei sinnvolle Kernziele für die anvisierte Zielgruppe nennen zu können, wird sich auf die bereits herausgearbeiteten Daten zum Gesundheitsproblem und den Befunden zur Wirksamkeit bezogen. Aufgrund der nun nicht mehr zu bestreitenden Auswirkungen von körperlicher Inaktivität, wie z.b. häufigeres Erliegen an einem Schlaganfall, Depression, Fettleber, zu hoher Blutdruck, Zuckererkrankung, Fettstoffwechselstörung, Brustkrebs oder Osteoporose, sollte das erste Kernziel die Verminderung von Risikofaktoren und somit die Reduzierung von Bewegungsmangel sein. Denn regelmäßige körperliche Aktivität führt dazu, dass der Blutdruck im Mittel um ca. 3% gesenkt wird, bei höheren Blutdruckwerten kommt es sogar zu noch stärkeren Senkungen. Hinzu kommt, dass die Blutgerinnung positiv beeinflusst wird. Außerdem wird die Wirksamkeit des Insulins erhöht, wodurch der Blutzucker besser verstoffwechselt werden kann. Das Risiko einer koronaren Herzerkrankung wird gesenkt, indem die Konzentration von HDL-Cholesterin durch regelmäßige körperliche Aktivität erhöht und die Konzentration von LDL-Cholesterin gesenkt wird. Auch wenn man bereits an einer leichten Depression erkrankt ist, kann regelmäßige Bewegung diese ähnlich gut, wie Medikamente behandeln (Reimers, Straube & Völker, 2018, S. 12). Insgesamt wird das Sterberisiko, sprich innerhalb von ca. einem Jahr zu sterben, gesenkt. Ein weiteres Kernziel ist der Aufbau von Bindung an gesundheitssportliche Aktivität. Die Notwendigkeit der Umsetzung empfohlener Maßnahmen der WHO für eine gesundheitsfördernde körperliche Aktivität wurde bereits hervorgestellt und durch die GEDA 2012 des RKI gestärkt. Das letzte große Kernziel ist die Stärkung physischer Gesundheitsressourcen. Besonderes Augenmerk liegt hierbei auf der gesundheitsbezogenen Fitness, Ausdauer, Kraft, Dehnfähigkeit, Koordinationsfähigkeit und Entspannungsfähigkeit. Dieses Ziel rundet die mögliche körperliche Leistung eines Menschen ab und zeigt die Vielfältigkeit der eigenen körperlichen Aktivität auf. Dass nicht jede einzeln aufgeführte Fähigkeit in der kurzen Zeit des Kursprogramm umgesetzt und erreicht werden kann ist offensichtlich, jedoch kann in jede Richtung ein Grundverständnis geschaffen und die Teilnehmer an die Stärkung der Bereiche herangeführt werden.

2 Inhaltlich-organisatorische Grobplanung des Kursprogramms

Die hier aufgeführte Tabelle gibt einen Überblick über die inhaltlich-organisatorische Grobplanung des Kursprogramms.

Tab. 5: Überblick über die inhaltlich-organisatorische Grobplanung des Kursprogramms

Kursinhalte	- Informationseinheit zur Wichtigkeit körperlicher Aktivität und deren zukünftige Auswirkungen auf die eigene Gesundheit - Praxiseinheit mit Schwerpunkt auf Durchführung von Kraftübungen mit dem eigenen Körpergewicht - Teilnehmer-Aktiv-Aufgaben: zusätzlich zu den Kraftübungen einen Ausgleich durch regelmäßiges Ausdauertraining schaffen
Kurseinheiten (Dauer in min.)	8 Kurseinheiten (KE) mit jeweils 60 min.
Zeitaufteilung Theorie/Praxis (in min.)	15 min. Theorie und 45 min. Praxis je Trainingseinheit; KE1 und KE2 bestehen nur aus Theorieeinheit
Teilnehmerzahl (min. / max.)	mind. 6 bis max. 15 Teilnehmer
Benötigte Ressourcen	- Kursraum mit großer freier Fläche - Sportmatten - Therabänder - Medien: Musikanlage, Musik, Flipchart mit dazugehörigem Papier und Stiften
Benötigte Qualifikation Kursleiter	- Anerkannter Berufs- oder Studienabschluss im Fachbereich Sport und Fitness - Zertifikat „Lehrer/-in für Prävention und Gesundheitsförderung" - Zertifizierungsgrundlage zur Kursdurchführung für das Fitness-Studio: DIN 33961 oder Zertifizierungsprogramm „ZertFit" (auf Basis der DIN EN 17229 sowie der DIN-Norm 33961)

Die Kursinhalte werden nach der Methodik-Vorgabe des Arbeitgeberverbandes deutscher Fitness- und Gesundheits-Anlagen aufgebaut. Diese bestehen aus drei wesentlichen Einheiten: der Informationseinheit, Praxiseinheit und der Teilnehmer-Aktiv-Aufgaben. Die Informationseinheit dient zur Verinnerlichung der Dringlichkeit von körperlicher Aktivität und den zukünftigen Vorteilen, welche diese zu bieten hat. Die Teilnehmer werden in diesem Teil des Kursprogramms „Happy Aging mit Bewegung", welcher die ersten zwei Kurseinheiten in Anspruch nimmt, über Folgewirkungen des Risikofaktors Bewegungsmangel informiert, wie z.b. Herzerkrankungen, Fettleber, Zuckererkrankung, Depressionen, Krebserkrankungen. Damit einher geht der Inhalt der zweiten Kurseinheit, in der den Teilnehmern die Bedeutung der regelmäßigen körperlichen Aktivität im Alter bzw. allgemein im Alterungsprozess näherbringt. Somit wird die Sinnhaftigkeit des zweiten Kernziels, Aufbau von Bindung an gesundheitssportliche Aktivität, in der Theorie verdeutlicht und schafft ein besseres Verständnis der nun folgenden Umsetzungen zur Verminderung des Risikofaktors Bewegungsmangel. Im Praxisteil des Programms werden die Teilnehmer Schritt für Schritt in die Kenntnisvermittlung zu Bewegungsabläufen eingeführt. Sie lernen, bereits praktische Bewegungserfahrungen mit den neu erlernten Informationen zu verbinden und anzuwenden. Hierbei liegt der Schwerpunkt auf der richtigen Ausführung und dem Verstehen von Kraftübungen mit dem eigenen Körpergewicht, Ausdauersport, Dehnübungen, Koordinationsübungen und Entspannungsübungen, welche leicht auch außerhalb eines Studios durchgeführt werden können. Zum besseren Muskelgefühl dienen u.a. Therabänder. Über die Wochen drei bis sieben hinweg sollte sich dann die Erfüllung des dritten Kernziels, Stärkung physischer Gesundheitsressourcen mit besonderem Augenmerk auf der gesundheitsbezogenen Fitness, Ausdauer, Kraft, Dehnfähigkeit, Koordinationsfähigkeit und Entspannungsfähigkeit, ergeben. Zuletzt folgt der Anteil der Teilnehmer-Aktiv-Aufgaben, welche als eine Art Hausaufgaben eingesetzt werden. Dadurch wird den Teilnehmern gezeigt, wie sie körperliche Aktivitäten in ihren Alltag integrieren können. Ziel ist es, durch die Regelmäßigkeit der Teilnehmer-Aktiv-Aufgaben, das tägliche Ausüben dieser Aufgaben als eine mögliche Routine zu verinnerlichen und diese somit auch zukünftig umzusetzen. Somit werden so gut wie alle Bereiche der körperlichen Aktivität durch das Kursprogramm „Happy Aging mit Bewegung" abgedeckt und führen die Teilnehmer von einem Leben mit Bewegungsmangel hin zu einem täglichen Ablauf mit regelmäßiger Körperaktivität und somit einem gesunderen Lebensstil.

3 Inhaltlicher Ablauf des Kursprogramms

Die folgende Tabelle stellt den inhaltlichen Ablauf des Kursprogramms „Happy Aging mit Bewegung" für alle acht Kurseinheiten dar.

Tab. 6: Inhaltlicher Ablauf des Kursprogramms „Happy Aging mit Bewegung"

Kurseinheit (1 bis 8)	Hauptthema der Kurseinheit	Lernziele	Lerninhalte
KE1	Einführung in die Folgewirkungen des Risikofaktors Bewegungsmangel	1. Sensibilisierung zum Thema Bewegungsmangel 2. Folgewirkungen von Bewegungsmangel verstehen	1. Bewusstsein für Unterschiede zwischen körperlicher Aktivität und Inaktivität schaffen 2. Prozesse im Körper, welche zu den Folgewirkungen des Risikofaktors Bewegungsmangel führen, ableiten und verstehen können
KE2	Bedeutung der sportlichen Aktivität im Alter	1. Verständnis der körperlichen Aktivität als „Polypill" 2. Folgewirkungen von Bewegung verstehen	1. Evidenzbasierte Effekte regelmäßiger körperlicher Aktivität verstehen 2. Entstehende Prozesse im Körper durch regelmäßige körperliche Aktivität
KE3	Ausführung und Funktion von Kraftübungen	1. Einführung in die richtige Ausführung der Kraftübungen 2. Funktion der auszuführenden Übungen	1. Ausführung Kraftübungen, Förderung Körpergefühl, Vermeidung fehlerhafter Ausführungen in der Zukunft 2. Grundlagen Zielmuskulatur

KE		
KE4	Ausführung und Funktion von Ausdauersport	1. Einführung in die richtige Ausführung des Ausdauersports 2. Funktion der richtigen Lauftechnik	1. Bewegungsablauf des Fußgelenks beim Ausdauersport und erlernen präventiver Laufstile 2. Grundlagen Fußgelenk
KE5	Ausführung und Funktion von Dehnübungen	1. Einführung in die Ausführung von Dehnübungen 2. Funktion Dehnen	1. Effekte des Dehnens und Auswirkungen auf den Muskel 2. Grundlagen Muskelfunktion
KE6	Ausführung und Funktion von Koordinationsübungen	1. Einführung in die Ausführung von Koordinationsübungen 2. Funktion von Koordinationsübungen	1. Mögliche Methoden und Ausführen verschiedener Koordinationsübungen 2. Erlernen von Koordinationsübungen
KE7	Ausführung und Funktion von Entspannungsaufgaben	1. Einführung in Ausführung von Entspannungsübungen 2. Funktion von Entspannungsübungen	1. Entspannungsmethoden und ihre Ausführung 2. Entspannungsübungen für den Alltag erlernen und üben
KE8	Zukünftige Bindung an gesundheitssportlicher Aktivität	1. Entwicklung einer Routine 2. Zukünftige Anwendung erlernter Inhalte	1. Erkennen, welche körperliche Aktivität in die eigene Routine passt 2. Eigenen Anwendungsplan der Routine erstellen und umsetzen

4   Dokumentation und Evaluation des Kursprogramms

Zuletzt wird tabellarisch die Überprüfung der drei Kernziele dargestellt.

Tab. 7: Überprüfungsdarstellung der Erreichung angegebener Kernziele des Kursprogramms

Übergeord-netes Kurs-ziel	messbares Interventi-onsziel	Zielindikator	Erhebungs-methode	Erhe-bungs-instrument	Messzeit-punkte (t)
Reduzierung von Bewe-gungsmangel bzw. Steige-rung der kör-perlichen Ak-tivität	Steigerung der täglich körperlichen Aktivität	Skalenrang der eigenen körperlichen Empfindung	schriftliche Befragung	15-Stufige Borg-Skala nach Borg (1982)	T_0= 3. Wo-che vor Kursbeginn T_1= letzte Kurseinheit
Aufbau von Bindung an gesund-heitssportli-che Aktivität	Verbesse-rung der Re-gelmäßigkeit körperlicher Aktivität	Erfüllung al-ler Hausauf-gaben der Teilnehmer-Aktiv-Aufga-ben	Every-Day-Checkliste	Individueller Fragebogen des Kurs-programms	T_0= 1. Wo-che vor Kursbeginn T_1= 4. Wo-che nach Kursbeginn T_2= 8. Wo-che nach Kursbeginn
Stärkung physischer Gesundheits-ressourcen	Verbesse-rung der Aus-führung ver-schiedener körperlicher Aktivitäten	Skalenrang (nach wahr-genommener Stärkung der physischen Gesundheits-ressourcen)	schriftliche Befragung	Modifizierte 11-stufige Borg-Skala nach Foster (1996)	T_0= 1. Wo-che vor Kursbeginn T_1= 4. Wo-che nach Kursbeginn T_2= 8. Wo-che nach Kursbeginn

5 Literaturverzeichnis

Bachl, N., Lercher, P. & Schober-Halper, B. (2020). *Bewegt Altern. Professionelle Strategien für ein gesundes und aktives Älterwerden.* Berlin: Springer-Verlag. S. 262.

Destatis - Statistisches Bundesamt (Hrsg.). (2021). *Gesundheit.* Datendepot 2021. S. 334-345.

Groessl, E. J., Kaplan, R. M., Rejeski, W. J., Katula, J. A., Glynn, N. W., King, A. C. et al. Physical Activity and Performance Impact Long-term Quality of Life in Older Adults at Risk for Major Mobility Disability. Am J Prev Med. 2019; 56(1):141-146. doi: 10.1016/j.amepre.2018.09.006. PMID: 30573142; PMCID: PMC6309909.

Reimers, C. D., Straube, A. & Völker, K. (Hrsg.). (2018). *Patienteninformationen Sport in der Neurologie – Empfehlungen für Ärzte.* Berlin: Springer-Verlag, S. 8-14.

Robert-Koch-Institut (Hrsg.). (2015). *Gesundheit in Deutschland.* Gesundheitsberichterstattung des Bundes gemeinsam getragen von RKI und Destatis. RKI Berlin, S. 190-193, S. 235-236.

6 Abbildungs- und Tabellenverzeichnis

6.1 Abbildungsverzeichnis

6.2 Tabellenverzeichnis

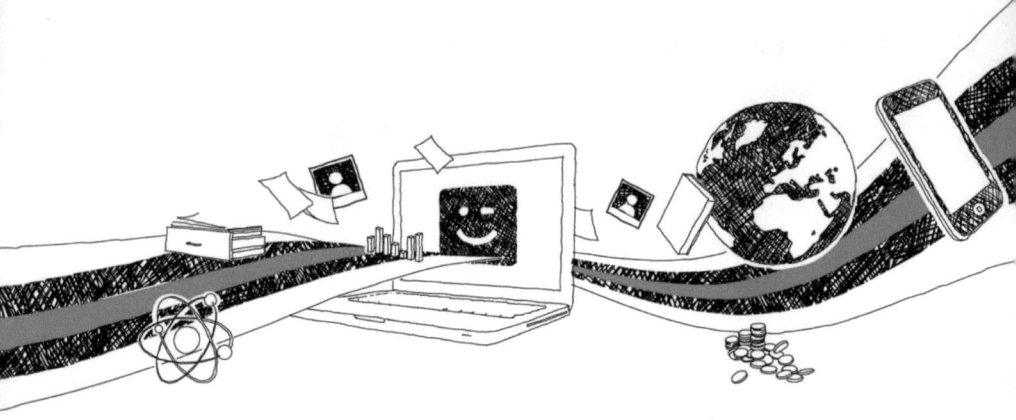
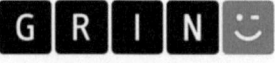